真の癒しを求めて

Toyohiro Kato
加藤 豊広

仏教医学のモデル確立と実践化へ

文芸社

はしがき

医学は一つではなく、多数あります。現代西洋医学はその中の一つにすぎません。それぞれが異なった医学モデルを持っています。それを知れば、さまざまな医学を理解することができます。鍼灸《しんきゅう》、カイロプラクティック、オステオパシーなどさまざまな治療を学ぶときに大変役に立ちます。また、患者として治療を受けるときにも役立ちます。

たとえば、中国伝統医学を学ぶのに、西洋医学の知識を用いて、両者を比較しながら理解しようと思うと、矛盾が多数生じて、理解不可能となってしまいます。基礎的な解剖学から全く違うのです。西洋医学の解剖学は実際に人体を解剖して得た知識を系統づけた学問であり、中国伝統医学は、主に体表面から観察されたデータをもとに、機能面から構造面を導き出した結果を系統づけた学問であると考えれば、西洋医学の解剖学のみが正しくて、中国伝統医学の解剖学が荒唐無稽なものであるということの間違いがわかると思います。このように、それぞれの医学が異なった考え方をもとに作られており、また、それぞれ長所や欠点があるのです。

実際の解剖に基づいた現代西洋医学は、交通事故のようなときに起こる、大きな外傷や、緊急時の疾病は得意としますが（解剖学的変化を明確に捉えるため）、解剖学的変化がはっきりしない慢性症などは苦手とします。その反面、機能面から人体を見ている中国伝統医学は、解剖学的変化が少ない慢性症などでも、十分に対応することが出来ます。しかし、解剖学的変化が大きく手術が必要とされるような外傷や重篤な感染症などでは不得意な分野になるでしょう。

このように、現代西洋医学は器質的変化（解剖学的変化）を疾病としてとらえていますが、その背景には、「病気実体論」という概念があるのです。

病気実体論というものは、病気というものを人体とは別に存在するものとして実体視するという概念です。私が調べた限りでは、病気が存在しているという概念を持つ医学は現代西洋医学だけであり、世界中のその他の医学は、そのような考え方を持っていないのです。病気実体論を信仰していると、病気という否定的な存在を対象とした思考方法をとるため、否定的な見解にとらわれるようになります。筆者の鍼灸接骨院に来院する人々は「もう治らない」などの否定的なことを医師から言われて精神的に落ち込んでおられる方がたくさんいらっしゃいました。「先生が治りますといってくださったから治った」などとおっしゃる方までおられます。

病気は実体がないと知ることで、肯定的な世界観を持つことができます。本書の目的は、病気実体論を持たないさまざまな医学を紹介しながら、その究極の形である、ブッダの教えを医学として説くことです。

また、この本は病気実体論を否定するからといって、現代西洋医学を否定するものではありません。現代西洋医学のみが全てであり、それ以外の医学は間違っているという偏見を解き、医療についての視野を広めるとともに、癒しについての原点に迫ることが目的であります。

本書を刊行するにあたり、大学時代に、医学の概念と論理的思考方法について教えてくださり、ご指導をいただいた佛教大学の村岡潔助教授、研究成果をまとめて出版することを勧めてくださった同大学・田山令史教授、統計学のご指導をいただいた愛知医科大学の安藤裕明助教授、文系出身の筆者に実験の方法論をご指導くださった中京女子大学大学院の沈再文教授、同大学院・田村明教授、その他多くの恩師、先輩、利用させていただいた数々の書物の著者の方々、そして、著者の鍼灸接骨院にてご支援ご協力をいただいた患者さんの皆様、そして、編集の労をとってくださった文芸社の皆様に感謝の意を表したいと思います。

二〇〇三年一〇月

加藤豊広

［目次］

はしがき　3
序文　9

第1章　各種医学モデルと仏教医学モデルとしての四諦説……13

第一節　古代インド医学と仏教医学　14
第二節　各種医学モデル　18
第三節　四諦説　22
(一)　苦諦　23
(二)　集諦　35
(三)　滅諦　46
(四)　道諦　53

第2章　仏教医学の癒し……59

第一節　禅定による癒し　60
第二節　禅定の種類　63
第三節　禅定の考察――オステオパシー医学等における止と観の概念　65

第3章　パリッタ呪の治療効果について……81

第一節　呪術とはいったい何か　82
第二節　対象及び方法　87
第三節　結果　96
第四節　考察　101

参考文献　106

序文

現代西洋医学は「木を見て森を見ず」、「病気を診て病人を診ない」などと批判されることが多い。しかし、これらは誤った医学モデルの認識から起こる誤解である。

現代西洋医学は、フランス革命以降、「病人を診るな、病気を診よ」を合言葉に発展してきた医学であり、全身を診ないで局所を診ることで、病気の実体を追求し続けてきた医学である。従って病気を実体としてとらえることに成功したある種の感染症には、劇的な効果を見せる。

たとえば、天然痘の撲滅や結核の感染率の低下などにその功績が見られる。また、症状に対して、劇的な抑制効果を表すのは、病人を診ないで、病気を診たおかげである。

従って、「病気実体論」による工学モデルに基づく現代西洋医学に対して、「病気を診ないで、病人を診よ」というのは、西洋医学であること自体を否定することになるので、無理な話であるといえる。

このような誤解は、現代西洋医学のみが医学であり、万能であるという誤った教育にその原因があると思われる。そこで本書では、あらゆる医学モデルを解説するとともに、仏教医学というモデルを明確にしていきたいと思う。

本書で述べる「仏教医学」とは、いままでにいわれてきた仏教医学ではなく、全く新しい仏教医学である。いままでに述べられてきたものは、いわば「仏教と西洋医学」であり、仏教経典に記載されている医療行為を西洋医学の視点から見て述べたものがほとんどであった。

それに対し、本書では、仏教を宗教としてとらえるのではなく、仏教そのものを医学としてとらえてみた。

筆者は、二〇年近く、鍼灸師として臨床に携わりながら、中国留学を含め多種多様な治療の研究をして「真の癒し」を求めてきた。それらの研究結果で得られた数々の癒しのメカニズムを基盤に大学で学んだ仏教学によって癒しのモデルを構築した。

仏教学の範囲は広いが、ここでは、すべての宗旨宗派に共通するといわれる、「四宝印《しほういん》」（諸行無常、諸法無我、涅槃寂静《ねはんじゃくじょう》、一切皆苦《いっさいかいく》）を中心に論述したい。

仏教は、苦を滅して涅槃に入る方法論である。苦の中には病苦があり、その原因と症状及び治療の方法が説かれているのであるから、仏教とはまちがいなく医学そのものであるといえる。

本書の第一章では、各種医学モデルを紹介しながら仏教学の四諦説を用いて仏教医学モデルを構築していく。第二章では、仏教医学の治療方法の一つである禅定《ぜんじょう》について説き、さらに、第三章では、呪術治療の実験を無作為二重盲検法で行い、科学的検証を行った。このような実験はこれまではほとんど行われておらず、この実験自体が貴重なものだと思われる。

本書によって、読者の皆様が医学に対して新しい世界を開き、皆様の健康に少しでも寄与できれば、著者にとって幸いである。

第1章　各種医学モデルと仏教医学モデルとしての四諦説

第一節　古代インド医学と仏教医学

ブッダがかつて在住したインドでは、ウパニシャッド哲学、六師外道《ろくしげどう》の哲学、それから仏教等の影響を受けて、アーユルヴェーダ医学が体系づけられていった。

アーユルヴェーダ医学とは、インド古来より伝わる伝統的な医学で、その内容は体内の「ヴェーダ」（風）、「ピッタ」（火）、「カパ」（水）の三要素のバランスをとることで、身体を調節することを目的とした、統合的で、包括的なバランス医学のことである。このアーユルヴェーダは、ウパニシャッド哲学や六師外道の哲学、それから仏教等を利用して体系づけが行われた。

「人間とは意志を持つ、精神と我と身体が結合した存在である」というのは、ウパニシャッド哲学の我（アートマン）の概念を取り入れた考え方であるし、五大元素の概念も、六師外道のアジタ・ケーサカンバラの四元素説（地・水・火・風）や、マッカリの一二元素（霊魂・地・水・火・風・虚空・得・失・苦・楽・生・死）の影響を受けたものと思われる。

また、『仏教医学事典』によると、五大説は四大説よりも古く、インドの古典『アイタレーヤ・アーラヌヤカ』にまで遡り、「タイッチリーヤ・ウパニシャッド」の段階に到って、揺らぎない地位を築いたとされている。

外道《げどう》（仏教以外の思想）以外で仏教の影響を受けたものの一つに、戒による苦（病気等）の滅がある。

初期仏教の特色に、戒律による習慣力で、煩悩を抑制し、涅槃に到るという方法がとられていたということがある。習慣力によって煩悩を抑制する方法は、初期仏教の基礎的な修行法であり、この基礎の上に各種修行を積み重ねていく方法をとっていた。アーユルヴェーダも、このような戒律による苦の滅を取り入れている。

『スシャルタ・サンヒター』の「生理的衝動を抑制してはならない」という言葉で始まる第七章によると、

「賢明な人は不健康な習慣を少しずつやめ、健康な習慣を順次取り入れていくべきである。その次第を以下に述べよう。それら（不健康な習慣と健康な習慣）を順に四分の一ずつ（前者は）減らし、（後者は）増やす。（最初は）一日おきに、それ以降は、二日おき、三日おき（に増減させる）悪い習慣を徐々に減らし、よい習慣を次第に増やしていくと（悪い習慣は）再び現れず、（良い習慣は）不動のものとなる」（矢野一九八八年　五四頁）

このように習慣力によって健康を高め、病気の予防をしていく方法が述べられている。人は習慣となったものは苦にならないものである。またひとたび習慣となってしまうと、それを崩すことは難しい。従っていかによい習慣を作るかが大切なのである。仏教思想を取り入れたアーユルヴェーダ医学は仏教にも影響を与えたのである。

次に、ブッダ最初の説法で説かれた四諦説について述べたい。この四諦説は医学モデルに例えることができる。

「苦諦《くたい》」（現実世界は苦であるということ）は症状の診察であり、「集諦《じゅうたい》」（苦の集起する原因は煩悩の渇愛であること）は病因の診断であり、「滅諦《めったい》」（苦の原因である渇愛の滅であり、苦の滅）は理想の健康体であり、「道諦《どうたい》」（苦の滅に到る道程、修行法）は治療法であると言える。このように仏教はアーユルヴェーダ医学に影響を与え、また仏教も、アーユルヴェーダ医学から影響されたといえる。

第二節　各種医学モデル

仏教医学という文字は時々見聞きするが、通常は仏教教団の中で行われていた古代インド医学を指す場合が多いようだ。それでは、仏教医学のモデルは何であろう。

それぞれの医学には、「医学」という以上モデルが存在するのであるが、私が知る限りでは、仏教医学が書名についた文献には、福永勝美『仏教医学事典』、二本柳健司『仏教医学概要』、川田洋一『仏教医学物語』等があるが、モデルが確立された文献はなかった。

しかし、仏教医学という以上、そのモデルは仏教の教えに基づくべきであり、アーユルヴェーダとは全く違ったモデルを持ち、違う概念を持つ、仏教から見た医学であるべきであった。

現代の医学は、西洋医学と呼ばれるものであり、そのモデルはウィルヒョウ（一八二一―一九〇二）の時代からあり、診断（病気の原因となるものを探すこと）をし、治療（病気の原因を除去すること）をする。その理念は延命である。中国伝統医学のモデルは、気、血、水の虚実を判定して、その補瀉《ほしゃ》を行うことである。その理念は整体（大宇宙と小宇宙の人体との調和）である。

アーユルヴェーダ医学ではヴェーダ（風）、ピッタ（火）、カパ（水）の三体液の増減に対し、そのバランスをとる。その理念は、まさに梵我一如《ぼんがいちにょ》（宇宙の根本原理のブラフマンと個人の本体であるアートマンの調和）である。

アメリカのカイロプラクティック医学では、脊椎椎間関節《せきついついかん》のザブラクセイション（変位）に対してアジャスト（矯正）を行う。その理念はイネイト・インテリジェンス（先天的知能または自然治癒力）とユニバーサル・インテリジェンス（宇宙の英知）の調和である。

同じくアメリカのオステオパシー医学では、ソマティック・ディスファンクション（体性機能障害・骨格系脈管系等のすべての人体の構造的な制限）に対してリリース

（解放）を行う。その理念は、身体のすべての部分が秩序正しく動いている完全な健康体（恒常性機能の安定）というものである。

仏教医学としてのモデルは無明（病苦の根本原因）に対する正見（無常・無我・苦・涅槃《ねはん》）である。このモデルを詳しく説明したものが四諦説である。四諦説は次のように医学モデルになぞらえられている。

「仏教の四諦は医者の治病四訣に比せられるのである」（水野　一九五六年　一八二頁）

「雑阿含経」に「大医王はよく病を知り、よく病の原因を知り、よく病を知りて対治し、よく治病を知りて更に動発させない。如来も大医王となって、四徳を成就して衆生の病を治す」とある。（水谷　一九七六年　一六頁）

このように仏教の医学モデルは四諦説にあるといえよう。次に四諦説を説明したい。

第三節　四諦説

四諦説はゴーダマ・ブッダが最初に五比丘《びく》（五人の出家者）に説法をした初転法輪において語られたといわれている。四諦とはCatvāri āry-satyāniの訳であり、「四聖諦」、「四真諦」とも呼ばれるが、四つの真実という意味である。

その四つとは、「苦諦」、「集諦」、「滅諦」、「道諦」である。苦諦と集諦においては苦の本質と苦の原因について述べられており、流転縁起を表し、諸行無常、諸法無我、一切皆苦の思想が語られる。滅諦と道諦では苦を超克した状態とその状態に達すべき方法について述べられており、還滅《げんめつ》縁起を表し、涅槃寂静の思想が語られる。

これらはブッダの悟りの内容である縁起を他に理解させるために、認識論的に説明したものである。

（一）苦諦――環境の不適応

「苦諦《くたい》」とは、人生は苦であるという認識をいう。苦を一言で説明するならば「環境、もしくは環境の変化に適応できなくなった状態である」といえる。苦は「四苦」（生苦、老苦、病苦、死苦）、「八苦」（四苦に怨憎会苦《おんぞうえく》、愛別離苦《あいべつりく》、求不得苦《ぐふとっく》、五蘊盛苦《ごうんじょうく》を加えたもの）、「三苦」（苦苦、壊苦、行苦）等に分けられる。

「生苦」は生まれ出る苦しみであり、生まれてきたこと自体が苦であるという認識である。産道をくぐるときの苦しみともいわれる。その苦しみで過去生の記憶がなくなるために輪廻転生を続けなければならなくなる苦しみである。つまり、与えられた環境に対する不適応と変化し続ける環境との不適応をいう。生まれてきたときに与えられた容姿、家柄、財力、才能、性別などのさまざまな環境に対する不適応や、その環境もやがて死に到って消え、また生まれ与えられるという終わることのない環境の変化が、永遠の喜びを求める人間にとっての苦となるのである。

「老苦」は年老いて体が徐々に弱っていくという環境の変化に対する不適応が苦なのである。

「病苦」は環境の変化に適応できなかったために起こる、体内環境の変化に対する不適応の状態をいう。たとえば風邪ならば風邪のウイルスや外気温の低下、疲労の蓄積などのさまざまな外的・内的環境の変化に対して、体内環境を一定に保つことができなくなった状態をいう。

「死苦」は生命現象の停止という環境の変化に適応できなくなった状態である。

「怨憎会苦」とは憎い人に会うという環境の変化への不適応であり、愛別離苦は愛する者と別れるという環境の変化に対する不適応である。求不得苦は求めても得ることができないという環境に対する不適応をいう。五蘊盛苦はすべては五つの集まり（色・受・想・行・識）であり、それらすべてに苦が充満しているというものである。つまり、集合体であるすべての存在は、実体はなく、常に変化し続ける無常の存在であるから、生体内の環境も不適応を起こしやすいので、すべての存在に苦が充満していることをいう。

三苦で説明すれば、「苦苦」は肉体的苦痛を、「壊苦」は精神的苦痛をいう。「行苦」は現象世界は無常であるから苦であるということである。従って、苦苦と壊苦は行苦に含まれる。

無常の現象界においては、ありとあらゆるものは時とともに過ぎ去っていくものであり、実体はなく、無我である。存在するものはすべて、自らは他によって存在し、他は自らによって仮に存在するという相依相成《そういそうせい》の関係であり、縁起の存在である。従って、常に変化し続ける外的環境と内的環境に適応し続けることが大変な苦痛になるというわけである。

○仏教医学から見た病の認識――ホメオスタシスの低下

病とは、外的・内的環境の変化から適応不可能になったときに目に見える形で現れる苦である。あらゆる外的ストレスである細菌、ウイルス、感熱、湿気、外傷などや、内的ストレスであるさまざまな精神的な苦痛、疲労などに対して「ホメオスタシス」（恒常性維持機能）が適応不可能となり、限界を超えて機能しなくなったときに、人は病気になるのである。ホメオスタシスとは次のような意味である。

「生物体は不断の外的あるいは内的環境の変化にさらされながらも、形態的あるいは生理的状態を安定な範囲内に保って、個体の生存を確保している。この性質をホメオスタシス（homeostasis）と呼ぶ」（湯浅　一九八二年　一七七頁）

たとえば、細菌やウイルスが体内に侵入しても白血球等がそれを殺し、体内環境を一定に保つし、外気温が低くても高くても体温を一定に保つなどの機能をいう。

人体の中は常に動き変化している。血液は一日二四時間休むことなく全身をめぐり続け、肺では酸素と炭酸ガスの交換がなされ、栄養素と老廃物は常に組織で代謝され交換される。このように人体は無常（常に変化し）であり、無我（実体はなく）であり、縁起の存在（種々の条件の集合体）であるとともに、病気そのものも無常であり、無我であり、縁起の存在なのである。

従って病気は人体が内的・外的環境の変化に適応できなくなり、ホメオスタシスが限界を超えたときに現れるものである。以上のことから、仏教学から見た病気は、苦といい、その内容は環境不適応の状態をいうと考えられる。

○病気実体論

病気は身体の環境不適応であり、実体はないと考える仏教医学と違い、西洋医学では、病気を、実体を持って存在するものだと考えている。これを「個体病理学説」という。西洋ではフランス革命以降「病人を見るな、病気を見よ」を合言葉に、病気を人体とは別に存在するものとして、実体化するようになった。

人や環境が違っても同じ病気には同じ症状が見られ、同じ方法で治療すればよいと思われることから、医師はいろいろな病人を病院という施設に集め、効率よく治療をするようになったわけである。

「こうした見方によって初めて、病気を、人間の身体的全体とは別に存在するものとし病気自体を対象化（実体化）してみる近代的な病気観の基礎ができてきた（個体病理学説）」（村岡　二〇〇〇年　一七頁）

このように、病気が実体を持って存在していると考えている西洋医学は病名診断をする。身体を物理的・生物学的に観測をして、異常のあるところには薬物を使い、または外科的に切り取り、その部分を取り替えたりする。臓器移植はまさに、病気実体論から生み出されてきたものである。

ところが、生物の病気はロボットなどの部品交換とは違い、その方法で治るという保証はどこにもない。臓器移植した後も患者は拒絶反応のために免疫抑制剤を使い、その副作用に一生悩まされることにもなるのである。

○病気非実体論

病気非実体論による医学においては病気が存在しているという概念はなく、病気非実体論という点では仏教医学と同じである。したがって自然派医学では、西洋医学のように病気に病名をつけることはしない。病気は存在しているのではなく、体の調子が悪いと考えるのである。

中国伝統医学ならば、気、血、水の虚（エネルギーの弱った状態）、実（病邪が盛んで、エネルギーも充実している状態）を判定するのみで、病気に対して病名をつけることはしないのである。代わりに「証」というものをつける。

それは、肝実証、瘀血証《おけつしょう》（血液が汚れた状態）、葛根湯の証（葛根湯を飲むと治る病気）などであり、いわゆる「随証治療《ずいしょうちりょう》」と呼ばれるもので、病名に基づいて治療はしない。たとえ同じ症状を持ち、西洋医学的に同じ病名診断が下ろうとも、中国伝統医学では一人一人の体質、環境等を考えて証を決定するのである。つまり、病気が対象ではなく、病人が治療対象なのである。

アーユルヴェーダ医学でも同様に、三体液の増減に応じてヴェーダ体質、ピッタ体質、カパ体質に分け、それぞれの体質改善を行うのみであり、病気を対象にした治療は行わない。

また、カイロプラクティックでは、椎骨《ついこつ》の変位によって椎骨と椎骨のあいだの神経孔を圧迫し、脳からのメンタル・インパルス（神経エネルギー）の伝達を妨害している脊椎椎間関節のザブラクセイション（変位）に対して、アジャスト（矯正）を行う。従って病気や病名に対する治療は一切しない。

オステオパシー医学でも同様に血液循環を妨げるソマティック・ディスファンクション（体性機能障害＝骨格系脈管系等のすべての人体の構造的な制限）に対してリリース（解放）を行うのであって、病気に対するアプローチはしない。

このように、自然派医学では病気が存在するとは見ておらず、生体のバランスの乱れを病気と見ており、バランスの乱れによる生体のホメオスタシスの低下が病気の原因だと考えている。そこで、ホメオスタシスを向上させるように人体に働きかけるのである。つまり、環境の不適応が病気であると考えているわけである。

以上のことから、自然派医学の疾病観の中で病気に実体がないという考えにおいては、仏教医学と同じであるといえる。

○無常・無我・苦・縁起としての病気

［無常］

ブッダの最後の言葉は、「大般涅槃経《だいはつねはんぎょう》」に次のように記されている。

「もろもろの事象は過ぎ去るものである。怠ることなく修行を完成なさい」（中村

一九八〇年　一五八頁）

ここで大事なのは前半の一言である。「もろもろの事象は過ぎ去るものである」。この一言に、ブッダの教えのすべてが濃縮されている。

森羅万象悉《ことごと》く、時とともにすべては消えていくのである。どんなものでも、どんな丈夫な人でも、一瞬一瞬、古くなり、老いていき、滅していく方に進んでいく。つまり、すべては無常なのである。無常は「常は無い」ということであるから、森羅万象悉く常に変化している（諸行無常）ということになる。

［無我］

次に、あらゆるものは常に変化しているから、実体のあるものは存在しない。すべては仮に存在しているのであって、実体はない。従って、自らは他によって存在し、他は自らによって存在する、仮の存在である。

医者という存在も、患者が存在するから存在するのであり、患者も医者が存在するから、患者となることが出来るのである。また、机も、机の材料の木と、釘と、ニスなどが集まった上で仮に存在している。物質においても、あらゆる原子が集合して成り立っている。このように相互の関係において、仮に生起（存在）することを、「縁起」といい、仮に存在しているだけなので、実体がないことを、「無我」（諸法無我）という。

［苦］

また、ありとあらゆるものは変化を続けているために「苦」（一切皆苦）が生じる。満腹になるまで食事を摂っても、時がたてば空腹となり、お金でも消費すれば無くなる。すべては変化し続けているから「苦」が起こる。つまり、環境の変化が苦なのである。

［善因善果と悪因悪果］

すべては変化し続けているので、努力精進することで、「苦」を消滅させることが出来るのである（それが「涅槃寂静」である）。「苦」そのものも、時とともに過ぎ去っていくものに過ぎない。適切な修行をして、智恵を身につければ、「苦」は滅するのである。

このブッダの最後の言葉は医学的側面を含んでいるといえる。医学的に言い換えてみると、次のようになる。

「あらゆる健康と病気は過ぎ去っていくものである。怠ることなく、養生し、適切な治療をなし、健康体を完成しなさい」

どんなに健康を誇る人でも、暴飲暴食、過労、睡眠不足、運動不足、嗜好品の乱用、塩分の過摂取、偏った食品の摂取などを続けていれば、時とともに健康体は過ぎ去り、病気に陥るであろう。

また、どんなに不治とよばれる病気であっても、慢性的な病気であっても、養生をし、適切な治療を施せば、時とともに病気は過ぎ去り、健康体となる可能性はあるのである。また病気が消えることはなくても、その環境に適応することにより、病苦は消えるのである。まさに、「もろもろの事象は過ぎ去るものである。怠ることなく修行を完成させなさい」ということである。

（二）集諦——仏教医学の病因論・縁起

集諦《じったい》とは、「苦の原因は渇愛である」という認識である。人々は渇愛によって、時とともに過ぎ去っていくものを求め、それに執着する。すべてのものは縁起の存在であり、変化し続ける環境に過ぎない。それを求めても、手に入れることができるはずがなく、悩み迷うものである（煩悩）。従って苦の原因は渇愛であると言える。

転法輪経《てんぽうりんきょう》には次のように、渇愛が苦の原因であることが述べられている。

「比丘たちよ、これが苦因の聖なる真理である。これは再生を起こし・歓楽愛着を伴

い・ここかしこで歓楽する渇愛である」（ウ・ウェープッラ　一九七八年　六六頁）

スッタニパータには次のように述べられている。

「内的には差別的（妄想とそれにもとづく名称と形態）とを究め知って、また外的には病の根源を究め知って、一切の病の根源である束縛から脱《のが》れている人、――そのような人が、まさにその故に（知りつくした人と）呼ばれるのである」（中村　一九八四年　一一二―一一三頁）

束縛は渇愛から生じる執着である。

「内面的にも外面的にも執着の根源である種々の束縛を断ち切り、一切の執着の根源である束縛から脱れている人」（中村　一九八四年　一一三頁）

これは何も宗教的な比喩であるだけではなく、中国伝統医学では当然のことなのである。古典には、

「内傷なければ、外邪入らず」

とある。

つまり、精神的なストレスがなければ病原菌等の外的ストレスにおかされないということである。精神的に安定していれば、内部環境をよい環境に保つことができ、ホメオスタシスが安定して機能するので、病気にならないというわけである。

よって、仏教の立場から病気の原因を考えれば、それは渇愛であるといえるのである。

○縁起

苦の原因の生じる過程を明らかにしたものを縁起という。原始経典に、

「これある時かれあり、これ生ずるよりかれ生ず。これなき時かれなく、これ滅するよりかれ滅す」

とあるように、「Aの存在からBの存在が生じる。Aの存在がないときはBの存在もなく、Aの存在が消失したときはBの存在も消失する」という条件を示している。この条件を「縁」といい、縁によってすべての現象が現れるので「縁起」と呼んでいる。

すべての存在は因（直接的原因）と縁（間接的原因）によって起こる相依相成の関係であり、独立して存在しているわけではないのである。

病気が生じる場合も同様に因と縁によって起こる。風邪を例にとれば、風邪のウイルスの存在、空気の乾燥や寒冷、過労、睡眠不足、暴飲暴食、精神的ストレスの蓄積など

の様々な因と縁によって起こるのである。決して一つの原因から一つの結果を生じることはないと仏教医学では考えるのである。

○十二縁起

苦を生じるさまざまな条件を十二支分で表したものを「十二縁起」という。これには無明《むみょう》、行、識、名色《みょうしき》、六入《ろくにゅう》、触、受、愛、取、有、生、老死がある。

無明とは心の無知のことで、仏教的知識の欠如をいう。これによりさまざまな作為が起こる。この心の作為を行というわけである。

心の作為は識である意識を生じ、意識は名色という物体を生ずる（仏教ではものは認識されることによって存在すると考えている。認識以前の存在は意味を持たない）。名色は六処の眼、耳、鼻、舌、身、意の六種類の感覚器によって存在する。六入によって触である感覚器と感覚器の対象物との接触が起こる。触を縁として受が生じ、感受することで愛が生ずるので、受を縁として渇愛が生じる。渇愛によって執着心が生ずるので、取が生じる。

取によって有（生存）が生じる。生存は生まれ出ることによって起こるので、有によって生が生じる。生によって老死が生じるので、生を縁として老死が生じるとするわけである。

従って、人生の苦は、渇愛と執着によって生じるが、それは無明という無知に由来するというのが十二縁起説なのである。

以上のことから、病苦の根本原因は無明にあるといえる。

○単一病体説

ロベルト・コッホ（一八四三―一九一〇）は動物の脾脱疽《ひだつそ》病の血液中に多数の同種の微生物が存在することから、それを病気の原因であると考え、それを証明することに成功した。

病気には特定の病原体が存在するという考え方もここから生まれる。かくして医学は、病人を診ないで病原体や病原物質の研究を行うようになり、個々の病気には、それぞれ特定の根本原因があるという特定病因論を生むのである。

しかし、縁起の存在である病気には実体がなく、病原菌はひとつの「縁」にすぎなかったといえよう。

◯三因子説

マックス・フォン・ペッテンコーフェル（一八一八―一九〇一）は三因子説を唱えた。伝染病は環境因子・個体因子・接触性病原因子の三つがそろってはじめて発病するとした。実際、ペッテンコーフェルはコッホのいうコレラの病原体のコレラ菌を飲んでみせたが、発病しなかった。コッホの接触性病原因子だけでは不十分だということを、自らの身をもって証明してみせたわけである。

ペッテンコーフェルが主張したとおり、体内の環境（個体因子）、体外の環境（接触性病原因子・環境因子）がそろってこそ発病するのである。この説は病気は相依相成の存在に過ぎないという仏教医学の縁起説に近いといえよう。

○特定病因論の限界

現代医学は、科学の進歩とともに次々と病気の原因を探し出し、殺してきた。対する病原菌の側でも耐性を高め、次々と抗生物質に対する抵抗力をつけて、抗生物質を無力化してくる。従って「院内感染」などのようなことが起こる。

現代医学は、それに対してまた新しい抗生物質を作る。このように、病原菌と薬の追いかけっこは限りなく続き、終わりが見えることはない。

「アレキサンダー・フラミンゴが青かびからペニシリンを発見したのは、一九二八年。以来、『人間と細菌の鮮烈な競争が始まった』と、アイオワ大学のリチャード・ウエンゼルは言う。

ペニシリンは第二次世界大戦で一気に普及したが、四六年にははやくもペニシリンが効かないブドウ状球菌が見つかった。この間、わずか五年だった。

もちろん人間も負けてはいない。土中の微生物の採取や研究を通じて新たな抗生物質を次々に発見。再び細菌を屈服させた。

だが、それで終わりではなかった。突然変異によって抗生物質の効かない耐性菌に『変身』した強力な軍団が再び責めてきたのである。新たな抗生物質を使うたびに新たな耐性菌が生まれるというイタチごっこの始まりである」（Sharon Begly　一九九四年　六六頁）

現代医学は個体病理学説という切り札を持ち、結核菌、赤痢菌、梅毒スピロヘータなどの病原菌を次々と見つけて、殺してきた。このまま行けば人類は永遠に病気の「苦」から解放されるのではないかと思われていた。しかし、実際には病気は減ることはなく増え続けている。

病原菌に対する医療に力を入れてきたが、現在はアトピー性皮膚炎、花粉症などのアレルギー性疾患が増え、いわゆるストレス性の疾患や慢性病が増えている。つまり、身体のホメオスタシスが正常に働かなくなっているのである。

従って縁起の存在である病気に、病気実体論である個体病理学説で対応する医療は、限界に来ているといえよう。

○病気非実体論による医学の病因論

中国伝統医学やアーユルヴェーダ医学、オステオパシー医学、カイロプラクティック医学などはバランス（調和）が健康だと考えているので、バランスが乱れた状態が病気の原因だと考えている。そのためにこれらの医学では病気ではなく、病人を対象としており、病気の原因を体内環境のバランスの乱れとしている。

中国伝統医学では気、血、水のバランスの乱れ。アーユルヴェーダではヴェーダ、ピッタ、カパのバランスの乱れ。オステオパシー医学ではソマティック・ディスファンクションという身体の動きのバランスの乱れ。カイロプラクティックでは、椎骨の変位によって椎骨と椎骨のあいだの神経孔が圧迫されることで、脳からのメンタル・インパルス（神経エネルギー）の伝達を妨害しているサブラクセイションという脊椎椎間関節のバランスが乱れることが原因だとしている。

内部環境のバランスの崩れた状態を因として、その他の環境を縁とするバランス医学は、仏教の教えに近いといえるであろう。その一方で、単一病体論で病気実体論を唱える現代西洋医学の方は、キリスト教的であるといえる。

「病原菌を『悪魔』とみなし、それを退治することが病気の治療となる治療の戦略は、

社会的にもキリスト教的神学の枠組みにも合致していた」（村岡　二〇〇〇年　一九頁）

（三）滅諦

滅諦《めったい》とは、苦の原因である渇愛を滅するべきであるという認識である。この境地は「涅槃」、「仏陀」、輪廻からの解脱という意味で「解脱」、正しい覚《さと》りであるから「正《しょう》覚《かく》」などと呼ばれる。

○涅槃

涅槃はニルバーナの音訳で、「吹き消すこと」などと訳される。それは煩悩の炎が吹き消された絶対安楽の境地であるから、涅槃寂静とも呼ばれる。病苦の原因である渇愛や、渇愛の原因となる無明が滅した状態である。

○仏陀

涅槃は煩悩のない正覚の状態を否定的に表したものであるが、仏陀はそれを肯定的に表したものである。医学的にいえば涅槃は病気のない状態であり、仏陀は健康な状態だといえる。

しかし、仏教医学でいう健康は、現代医学でいう病気実体論による検査で異常がないという状態とは違い、ホメオスタシスが活性された状態をいう。

○仏教的ホメオスタシスの発現

覚りを得て仏陀になると神通力が現れるといわれている。これを「三明六通《さんみょうろくつう》」という。それは宿命智《しゅくみょうち》（過去を知る能力）、天眼智《てんげん》（未来を予測する能力）、漏尽智《ろじん》（煩悩を滅する能力）の三つに、神足通《じんそくつう》（身体の移動に関する超能力）、他心通《たしん》（他人の心を知る能力）、天耳通《てんに》（聴覚の超能力）の三つを加えたものである。

このような超能力の出現のひとつには、通常の常識レベルを超えた高い恒常性機能を指している場合もあるのではないかと思われる。

観音経には、「観音力を念じれば、たとえ火に焼かれても火傷《やけど》をしない、高い山から落とされても怪我をしない。刀で切られても怪我をしない。水に落とされても遭難しない」ということが記載されている。

観音力を念じ、観音の名を唱えることは、仏（この場合は観音）をイメージしたり、仏の名を唱える観法の禅定になるので、これによって意識の転換が行われ、潜在能力が目覚めて仏教的ホメオスタシスが現れたといえる。

アリゾナ大学医学部教授アンドルー・ワイル博士の実験によれば、意識拡張剤を服用して意識が変容した状態では、次のことが観察されたとしている。

「（1）鋭い棘《とげ》のあるサボテンのような、ぎざぎざした鋭利な物体を握っても、痛みを感じず、傷もつかないという能力。（2）くり返し強打されても怪我をせず、跡ひとつ残らないという能力。（3）冷水あるいは冷気に裸でさらされても寒さを感じず、体温も下がらないという能力。（4）ふつうなら耐え切れず、すぐに火傷をするほどの熱いものに平気で触れたり、その上を歩いたりする能力」（ワイル　一九九三年三二頁）

これらは観音経に記載されている能力と同じものだと思われる。観音経には観音菩薩を念じれば、どのような災難も除いていただけるという内容が書かれている。

「若有持是観世音菩薩名者設入大火火不能焼由是菩薩威神力故」（もし、観音菩薩を念ずる者があれば、たとえ大火にあったときでもその火に焼かれることはない）

「若為大水所漂称其名号即得浅処」（もし、大水のために漂《ただよ》っていても、其《そ》の名号を称えれば、其の身は浅瀬に立つ）

「或被悪人遂堕落金剛山　念彼観音力　不能損一毛」（あるいは悪人に追われて金剛山より落ちたとしても、観音力を念じれば、全く怪我をしない）

「或遭王難苦　臨刑欲壽終　念彼観音力　刀尋段段壊」（あるいは国王に苦しめられて今まさに刀で切られそうになっても、観音力を念じれば刀は粉々に壊れてしまう）

まず、観音力を念じれば、火で焼かれても熱くないし、怪我もしない。これは上記の（4）にあたる。水の中に漂っていても浅瀬に立つことができる状態は、水難に遭ってもそれを克服できる能力として解釈すれば（3）にあたる。高い山から落ちても怪我をしない状態は（2）にあたる。刀で切られそうになっても刀が壊れてしまうというのは、刀杖の難を克服できる能力と解釈すれば（1）にあたる。
最後の二つの解釈は拡大解釈と思われるかもしれないが、経典の性格上神通力を強調するあまり、経典が説明の誇張をしているのだと思われる。火難に例えて説明すれば、観音経の始めの方では、火難に遭ったときにその火に焼かれることはないと説明するが、偈（詩）の部分では火は変じて水になると誇張してうたっている。

［散文の部分］
「若有持是観世音菩薩名者設入大火火不能焼由是菩薩威神力故」

［詩の部分］
「推落大火抗　念彼観音力　火抗変成池」

散文の部分は「火に焼かれても火傷《やけど》をしない能力」だが、詩の部分は「火に落とされても火が池に成る能力」と大変誇張されて表現されている。前者に書かれていることを基盤に考えれば、火の海に落とされても火が水のように感じる能力と解釈した方が正しいのではないかと思われる。

従って、このお経に書かれていることは、観音力を念じれば、火に焼かれても火傷しないということである。「高いところから落ちても怪我をしない」ということではないだろうか。水の中で漂流しても体温は落ちず苦しくない。刀で切られても怪我をしない。

従って、観音力を念じて禅定《ぜんじょう》に入れば、意識拡張剤を用いなくても意識の変容が起こり、超能力のような高いホメオスタシスが現れるといえる。

このホメオスタシスが高まった状態は、仏教的ホメオスタシスともいえる状態であり、心と肉体が完全に目覚め、あらゆる外的・内的ストレスからの抵抗力・順応性が高まった、絶対安楽の状態である「涅槃寂静」を表すのである。

○病気非実体論による医療の健康観

病気非実体論による医学でいう健康は、仏教医学と同様、西洋医学でいう健康とは違う意味で使われている。仏教医学では、「涅槃」「仏陀」というように、中国伝統医学では、「整体」といい、大宇宙と人体という小宇宙が一体になった状態を表す。同じ意味で、アーユルヴェーダ医学では「梵我一如」といい、カイロプラクティック医学では「先天性知性と宇宙の英知との調和」という。また、オステオパシー医学では、体性機能障害のない状態とされ、体の恒常性維持機能が高まった状態とされる。

（四）道諦

道諦《どうたい》とは苦の滅に到るための道を指し示したものであり、苦の滅の方法は八正道であるという認識である。転法輪経には次のように書かれている。

「比丘たちよ、これが苦滅にいたる道の聖なる真理である。これは八つの聖なる道である。即ち、正見、正思惟、正語、正業、正命、正精進、正念、正定である」（ウ・ウェープッラ　一九七八年　六六頁）

○八正道——仏教医学の治療法

正見《しょうけん》とは苦を滅すための正しいものの見方を指すのであるから、無常、無我、苦、縁起を理解して、その世界観を身に付けることを正見という。

正思惟《しょうしゆい》とは正しい考え方であるから、正見で得た世界観で考えることをいい、正語とは正しい言葉であるから、正見と正思惟によって得られた考えを述べることをいう。正業とは正しい身体的行為であるから、正見と正思惟で得られた考えを行為に表すことをいう。

正命《しょうみょう》とは正しい生活であるから、正見によって、身（行動・正業）、口（言論・正語）、意（正思惟）の三業を正すことであり、正しい生活を送ることをいう。正精進は正しい努力であるから、正見に基づき、生活と三業を正す努力をいう。正念は正しい憶念であるから、正見を常に意識することである。正定は正しい禅定であるから、正見に基づく瞑想をいう。

以上のことから病苦を滅するには、無常（病も常に変化している）であり、無我（病は実体はなく、様々な条件の集合体という縁起の存在）であるから滅するものであるという正しい認識をもって（正見）、常に考えて（正思惟）、それを言葉にし（正語）、それを基準に行い（正業）、生活をする（正命）。その認識を深めるために、瞑想（正定）するなどの努力（正精進）を行えば、正しい認識は無意識の中にまで入り込み、信念となってホメオスタシスを活性化させて、病になりにくくなり、また、病になっても自分の体が病を治すのである。

○病気実体論の治療法

　現代西洋医学は疾病の原因に対して治療を行う。糖尿病ならば膵臓のランゲルハンス島から分泌されるインスリンの分泌低下が原因としてインスリンの投与が行われる。血圧が上昇すれば、血圧を下降させる薬を用い、発熱に対しては解熱剤を用いるなど、疾病に対して治療が行われる。しかし身体に対する治療は行われない。したがって、急性症や緊急時には大変効果的であるが、慢性症などの疾病は薬を止めると、再発が起こりやすく、疾病を対象とした薬は、身体を良くするわけではないので、副作用の問題も考えられる。

○病気非実体論による医学の治療法

病気非実体論による医学は身体が対象であるから、疾病を対象に治療を行わない。カイロプラクティック医学はアジャスト（矯正）を行い、オステオパシー医学は解放（リリース）を行い、中国伝統医学は気・血・水の補瀉《ほしゃ》を行い、アーユルヴェーダ医学はヴェーダ・ピッタ・カパの三体液のバランスをとる。

このように、これらは、疾病に対して治療を行わずに、身体に治療を行っているのである。病気を対象としないことにおいては仏教医学と同じであるといえる。

第2章　仏教医学の癒し

第一節　禅定による癒し

大般涅槃経の第二章九、「旅に病む――ベールヴァ村にて」にはブッダが、

「略、アーナンダよ。わたしはもう老い朽ち、齢《よわい》をかさね老衰し、人生の旅路を通り過ぎ、老齢に達した。わが齢は八十となった。たとえば古ぼけた車が革ひもの助けによってやっと動いて行くように、恐らくわたしの身体も革ひもの助けによって持っているのだ。しかし、向上に努めた人が一切の相をこころにとどめることなく一部の感受を滅ぼしたことによって、相の無い心の統一に入ってとどまるとき、そのとき、かれの身体は健全（快適）なのである」（中村　一九八〇年　六二―六三頁）

ブッダがベールヴァ村にて雨期の安住に入ったとき、大変に重い病気にかかった。ア

ーナンダはとても心配した。ブッダが病が治ったために住居から外へ出てきたときに、アーナンダは心配のあまり方角すらわからなくなったとブッダに申した。すると上記のように、修行した者が禅定に入れば病は癒えると答えたのである。

禅定とはいったい何であろうか。ブッダ生存当時の古代インドでは修行は二種類しかなかった。それは禅定と苦行である。ブッダは二九歳で出家してまず、アーラーラ・カーラーマから無所有処定の禅定を、ウッダカ・ラーマプッタからは非想非非想処定の禅定を習い、ブッダはすぐにその境地に達して二仙人を驚かせたが、ブッダはそれでも満足を得ず、禅定を捨てて、苦行を行った。苦行をしても悟りを開けなかったので、苦行も否定した。そこで再度菩提樹の下で禅定に入って、悟りを得た。ブッダ三五歳のときであった。

そのときの禅定は全く新しい禅定だったといわれている。

当時のインドで行われていた禅定は止（samatha）という瞑想法しかなかった。それは心の動きを止めて、精神の統一を得る禅定である。これでは禅定の状態のときには苦は滅したように見えても、禅定から戻ると苦は滅さない。

ブッダの得た禅定はすべての苦が消えて涅槃に到る禅定である。それではブッダが得た新しい禅定とは何であろうか。ブッダは止に観（vipassanā）を加えたといわれる。観とはありのままにものを見ることである。それは無常、無我、苦という三相をありありとわかるように観察することである。ブッダは止の状態で世界を観察することで、涅槃に入ったのである。

第二節　禅定の種類

禅定はその深さにおいて九段階に分けられ、「九次第定《くしだいじょう》」の名称が付けられている。まず、われわれの世界（善悪業により輪廻転生する世界）を三つに分けて三界という。これには欲界、色界、無色界がある。

欲界は欲望にとらわれた生物が住む境界で、地獄、餓鬼、畜生を最下位として、その上に人間界があるとされ、さらにその上に六欲天がある。このレベルの禅定は欲界定といい、禅定のうちに入らない。次の色界定は欲望は超越したが、物質にとらわれた生物が住む境界で、ここは、下から、初禅《しょぜん》、二禅、三禅、四禅となる。次の無色界は、欲望も物質も超越し、精神的なものにとらわれた生物が住む境界で、ここでは下から、空無《くうむ》辺処《へんしょ》、色無辺処、無所有処、非想非想処となる。

さらにこの三界を超えて、滅尽定《めつじんじょう》となる、そこは一切のとらわれを取り去った無の状態であり、そこでは受（苦楽の感受作用）や想（概念表象の作用）の働きを滅して本当の無念無想が得られるのである。

大乗経典ではブッダの禅定の状態を様々な三昧《ざんまい》の名称で表している。代表的なものとして般舟《はんじゅ》三昧、首楞厳《しゅりょうごん》三昧、仏華厳三昧等があり、大品般若経《だいぼんはんにゃ》には百八三昧が説かれており、このほかにも様々な経典に多種多様な三昧が説かれている。

第三節　禅定の考察――オステオパシー医学等における止と観の概念

○止と癒し

禅定は、通常は結跏趺坐《けっかふざ》や半結跏趺坐などで座り、運動器系の動きを止めることで行われる。動きを止めることで苦（病苦）を滅するのである。

止めることとは、すなわち治療になる。生命あるものはすべて動いていると考えることができる。生理的な動きに何らかの理由で制限が出来、非生理的な動きをしている状態が「病気」の状態と考えることができる。

生理的な動きを人工的に止めてやれば、生体はそれに抵抗して動きを大きくしてくる。その抵抗する力が自然治癒力となり、動きのうち制限のある部分を自ら押し破るように解放する。そして生体は生理的動きを取り戻す。

たとえばオステオパシーには、患者に呼吸を止めてもらい、筋緊張を解放するというテクニックがある。たとえば、頸部の側屈の運動制限を解放するテクニックは次のように描かれている。

「側屈が動きの範囲の端まできたとき、患者に深く息を吸ってできるだけ長く息を止めているように指示する。呼気が起こるとき、もう少し側屈するであろう」（アプレジャー　一九八八年　五四頁）

このように動きを止めることで治療するテクニックはたくさんある。ストレイン／カウンターストレインは、関節の制限が解放される位置に関節の角度を保持して九〇秒待つというテクニックである。

「ストレインとカウンターストレイン：脊椎や他の関節の痛みを、その関節を最も楽なポジションに持って行くことにより解放する」

「ストレインとカウンターストレイン：正常でない固有受容器の活動を減少・停止させることにより痛みを解放する」（ジョーンズ　一九九二年　一一頁）

「カウンターストレインのテクニックを使うとき、ストレイン時の伸張は固有受容器からの起電の減少が適切程度になるのに要する九〇秒間保持されねばならない」（ジョーンズ　一九九二年　二三頁）

マッスル・エナジー・テクニックの中で中心的な治療法は、関節が矯正される角度で、筋肉の等尺性収縮（関節の動きは止めたまま、筋肉のみを収縮させる）を起こさせ、関節の機能障害を解放するテクニックである。

マッスル・エナジー・テクニックとは次のような治療法である。

「マッスルエナジーテクニック（Muscle energy technique; MET）は、体性機能異常による可動性低下を改善するために、等尺性収縮を利用した緩徐で合理的な治療を実施する方法である」（竹井　一九九九年　二八〇頁）

どの手技も、「止めること」が鍵となっている。呼吸を止めさせて解放を待つ、関節の動きを止めて解放を待つ、筋肉を収縮させながら関節が動かないように動きを止めて待つ、などの止める動作が重要な要素となる。

また、鍼治療の方法の一つである朱氏頭皮針法には被施術者に呼吸を止めさせて運針《うんしん》（針を操作すること）する方法が記載されている。

「＊外感による高熱――運針時に患者に大きく息を吸わせた後に、できるだけ長く息をこらえさせ、その後胸式呼吸をさせる」（朱　一九八九年　一一八頁）

などいたるところに、呼吸を止めさせる方法が出てくる。

オステオパシーの頭蓋仙骨系の動きを止める手技はよく使われる。静止点（動きが止まった状態）に誘導する手技で、伝統的にCV4テクニックと呼ばれる。

頭蓋骨は脳脊髄液の生成、再吸収に伴い、毎分六ないし一二回のサイクルで、周期的な屈曲と伸展を繰り返している。屈曲時は頭が横に広がり、前後幅が短くなる。このとき頭蓋の容積は脳脊髄液《のうせきずい》の水圧で広がっている。伸展時は横幅は短く前後の幅は長くなり、脳脊髄液は再吸収され、容積は小さくなっている。

この動きは生理的なもので、生命現象がある限り動き続け、運動等で変化することはない。しかし現代医学では、成人の頭蓋骨が動いているということはあまりいわれていない。ところが、オステオパシーの世界では常識的な事実なのである。

「ミシガン州立大学オステオパシー医学校の研究者がX線透視下で整生体の頭蓋が動くことを確認し、サザランドの理論を裏づけたのはつい最近である」（ワイル　一九

九八年　四八頁）

またその動きの幅は、以下のようになっている。

「アダム（Adam）とその協力者は、脳縫合において、一マイクロメートルから二マイクロメートルの運動を引き起こす神経的に生じた波形の存在を示唆する、猫の頭頂骨運動を測定した」（ワード　一九九九年　九一二—九一三）

静止点を誘導するにはこの動きを止めるように抵抗を加える。ＣＶ４テクニックは後頭骨に母指球を当て、屈曲位に対して抵抗を加え、伸展位に誘導していく。最終的に伸展位で頭蓋骨は動きを止める。そのとき、筋骨格系の緊張は弛緩、自律神経の順応作用（交感神経の緊張を抑制し、副交感神経を優位に導くこと）、免疫力等の亢進（髄液循環が良くなるために、全身のリンパ液の流れが良くなり、感染症に対する抵抗力が高まると言われている。発熱時に行えば、解熱効果があるとされている）を見るため、腰痛・肩こり等のあらゆる不定愁訴も消失する。その後動きを再開するときは、大きく動き、制限が取れ、左右前後のバランスも回復している。

内臓マニピュレーションは、内臓の自動力（この治療の創始者であるバラルによれば、蠕動運動《ぜんどう》等とはちがう、内臓固有の運動があるとしている）を検査して、その動きの制限を解放することで、内臓の機能を整える治療である。この治療でも内臓の動きは最終的に一時的に止まり、その後、制限は解放される。また脳にも自動力があるとされ、それらも同様に動きを止めることで解放している。

頭蓋仙骨治療の中の体性感情解放法とは、過去に受けた心の傷を頭蓋仙骨リズムの静止時に思い出すことができ、そのときに否定的な感情が解放されるというもので、その結果、身体症状が治癒されるという治療法である。どれもが、動きを止めることが重要な要素となっている。

このように、生理的運動を止めることにより、生理的活動を活発にして自然治癒力を引き出すことができるのである。ここで以上を整理しておこう。

◎呼吸による「止」　＝頭蓋仙骨治療
◎頭蓋仙骨リズムによる「止」＝頭蓋仙骨治療
◎内臓リズムによる「止」　＝内臓マニピュレーション
◎脳のリズムによる「止」　＝内臓マニピュレーション
◎心のリズムによる「止」　＝頭蓋仙骨治療、体性感情解放法

○観と癒し

観には「イメージ」と「観察」の二種類の方法がある。前者は観想法として仏や色などをイメージする禅定法である。

もう一つは観察することである。仏教では観察を伝統的に「かんざつ」と発音するが、

観察と同じ意味である。小乗仏教には五停心観《ごじょうしんかん》という五つの観法がある。これには不浄観（肉体や外界の不浄な状態を観じて貪《むさぼ》りを抑える）、慈悲観（衆生を観じて慈悲の心を起こして怒りを抑える）、因縁観（すべてが因縁によって生じるのを観じて愚かな心を抑える）、界分別観（五蘊、十八界を観じて実体があるという見解を抑える）、数息《すそく》観（呼吸を数えて乱れた心を抑える）などがある。

医学的なものでイメージする観想法を取り入れているものに、治ったところをイメージするイメージ治療がある。癌の治療でもガン細胞が白血球に食われたところを絵に描かせたところ、その患者の癌が縮小したという報告もある。

「サイモントン療法では、リラクセーションの後、目をつぶって、自分の想像するスクリーンの中にガン細胞をイメージする。胃ガンならば胃と、生のハンバーグのような感じのぐちゃぐちゃしたガン細胞を頭に描く。それから白血球の兵隊がいて、ハンバーグをパクパクと食べていく。そして、最後はきれいになった胃をイメージするわけである。

そして、さらにその光景を実際に何度も絵に描くのである」（志賀　一九八三年　二〇二頁）

こうして治療した人々は、

「一五九名の不治を宣告されたガン患者に対して、診断の倍以上の延命効果があり、そのうち一四名のガンが完全に消滅し、さらに二九名の患者は、四年後もその病状が安定しているという」（志賀　一九八三年　九九頁）

このようにガンに対しても、イメージによる治療が効果があるのである。

次に、観察する観想法が記述されている文献として、『ミャンマーの瞑想――ウィパッサナー観法』がある。この本では、ブッダの説いた観法を説くために「念仏経」を引用している。

「比丘は森に行き、あるいは、木の下に行き、あるいは、静かな所に行って、結跏し身体をまっすぐに座して、念を身などに向けて集中させる。そして、正しく念を持って出息し、正しく念を持って入息する。長く出息すれば、私は長く出息すると知り、あるいは、長く入息すれば、私は長く入息すると知る。あるいは、短く出息すれば、私は短く出息すると知り、あるいは、短く入息すれば、私は短く入息すると知る。

比丘たちよ、次にまた、歩いている時は、私は歩いていると知り、あるいは、立っている時は、私は立っていると知り、あるいは、座っている時は、私は座っていると知り、あるいは、伏せている時は、私は伏せていると知る。あるいはまた、行住坐臥のどのような状態にあっても、それをあるがままに知る。（「念住経」より）」（マハーシ　一九九五年　三―四頁）

このように、常に自らの身体を観察し続けることが苦（病苦など）を滅する方法であることが明確に記述されている。

ブッダは観察したことで覚りを得たのである。観察は診察である。診察は治療になるであろうか。現代医学では診断学が中心で、診断と治療が別々になっていた。医学とは診断することで、治療することではなかったようだ。

ところがオステオパシー医学などでは診察がそのまま治療になるのである。ロサンゼルスの元カイロプラクティック大学助教授の中川貴雄博士も、モーションパルペーション（脊柱可動性検査法）がそのまま治療になると、その著書の中で語っている。

「高齢の患者で脊柱の弾力性の減少した患者に対する安全かつ有効な治療法のひとつは、カイロプラクティック・テクニックを用いることではなく、関節可動性の増加、回復を目的としたモーション・パルペーションです」（中川　一九八五年　六七頁）

また、『わかる・使える関節マニピュレーション』にも、

「全てのテクニックは検査のテクニックであると同時に治療のテクニックである」

(Edmond　一九九八年　一四頁)

とある。実際よく動きを検査し、観察していると、だんだん制限が取れて動きが出てくる。つまりよく観察していれば、自ずと制限は消えてしまうということである。

頭蓋仙骨治療の一〇ステップ・プロトコール・テクニックにも一〇のテクニックがあるが、これはただ単に頭に手を当ててその動きを観察していれば、制限が取れて病気が治るという一般向けのテクニックである。

最後に、病気を観察する禅定によって治癒が行われたアンドルー・ワイルの本の中の例を挙げて、この章を終わりたい。

「第四の症例は二四歳の女性で、卵管妊娠、妊娠中毒、再発性の感染症を含む婦人科系疾患で長いあいだ苦しんでいた。（中略）彼女は発熱し、骨盤と下腹部が痛み、月経前の不正出血があった。私はまず、これから指示する代替療法をやってみて、二四時間後さらに熱があがるようなら救急病院へ入ることを約束してくれるように頼んだ。同意は得られた。そこで、私は一日に最低コップ一〇杯の水を飲み、食事量を極端にへらし、絶対安静にして下腹部を温めるようにいった。それから、痛みに心を集中させて、そのかたち・色彩・部位をありありと心に描くように指示した。これから一二時間のあいだ、できるだけ休みなくその瞑想訓練をつづけるようにと励まし、一二時間後に連絡するようにいった。

その瞑想の途中で、彼女は自分の痛みが性的に興奮したときと同じものであることに気がついた。また、痛む場所が性的興奮や性的不安を感じる場所と同じであること、性的興奮には必ず不安が伴っていたことにも気がついた。この発見が啓示となって、彼女は思いがけなく自己分析をはじめた。彼女はつねに強い性的衝動に襲われていたが、別に悪いことではないと自分にいい聞かせ、その衝動にしたがっていた。ところが、そのときはじめて、自分の性的衝動が深部で矛盾するふたつの感情に分裂していることに気がついた。と同時に、強烈な不安を伴うその反対感情が婦人科系の病気をくり返すもとになっていることを理解できたのだ。

苦痛のさなかにそのような洞察をえた彼女は、急に眼の前がひらけたような気がした。ほんとうの問題は何だったのか、どうすればいいのかが、自分でわかったのだ。性に対するもつれた感情を整理する必要があること、それには長い時間がかかることはわかっていたが、ある意味ではすでに整理がつきかかっていることも理解できた。何よりも、彼女は自分の力で治せそうだと知って、深い安らぎを覚えた。医者や薬や病院ではなく、自分の内部から治癒が始まるのだ。事実、いつもは医薬の助けを借りるまでは悪化の一途をたどっていたのに、そのときは急速に軽くなっていった。一週間もたつと正常に戻り、のちに妊娠したが、二度とひどい骨盤内臓器の炎症は起こらなくなった」（ワイル　一九九三年　一五九―一六一頁）

このように観察し、覚ることは、治療になるのである。次は呪術による治療について述べたい。

第3章　パリッタ呪の治療効果について

第一節　呪術とはいったい何か

「何らかの目的のために超自然的存在（神、精霊その他）の助けを借りて種々の現象を起こさせ、環境を統御しようとする」（奈良　一九七三年B　三九頁）

「神仏あるいは、ある種の超自然的な威力によって災禍を免れたり、起こしたりすること」（豊島　一九九八年　四六〇頁）

等といわれている。では、仏教の呪術とはいったい何であろうか。水野弘元のいうように、ブッダの説いた仏教は世界宗教の中でも最も科学的で合理的であることが特徴の一つである。ヨーロッパの仏教学者等の中には仏教は宗教でなく哲学であるとする者もいるくらいである。

ブッダが在住したインドでは、外道が我（アートマン）という実体ある存在を認めていたが、仏教では非我としてこれを説かなかった。人間にとって認識できないものは説かなかったのである。

また、涅槃を目指す者にとっては、呪術による現世利益獲得は関係のないことである。涅槃とはすべての煩悩が消えた状態だからである。涅槃にとっては世俗的なことはなんの関係もない。従って何かの欲望を満たすための呪術は修行者にとっては必要ないばかりか、修行の妨げとなるものである。

だからブッダは比丘たちに呪術を否定し、禁止した。しかし、ブッダは身を守るための呪（護呪）は許可したといわれている。

「Mūlā—Sarvāstivāda—Vinaya には次のような記述がある。スヴァーティ（Svāti）という名前の比丘が毒蛇に咬まれたので、仲間の比丘が薬を与えた。しかし良くならなかった。そこで仏陀に話すと仏陀はアーナンダに大孔雀呪（Mahāmāyūri vidyā）

を用い、かの比丘を護り治癒せしめよと命ずる。

この記述によるかぎり、薬で治らぬときには呪を用いるということである」（奈良一九七三年A　二三八頁）

このことから、自らを護《まも》るためには呪を用いても良いというように解釈された。今でも南方上座部仏教を行うタイ、スリランカ、ミャンマー等ではパリッタ（護呪）が盛んに用いられている。

仏教医学による治療法には大きく分けて禅定によるものと呪術によるものがあるといえる。禅定によって意識を変えることで仏教的ホメオスタシスが出現することを利用する治癒と、他者が呪術を施すことによって他動的に禅定状態に導かれることで仏教的ホメオスタシスが出現することを用いる治癒との二つである。前者は自動的で、後者は他動的な治療である。実験は他動的な治療であるパリッタ（呪文）で行った。

実験方法は、二重盲検法で行った。二重盲検法とは薬の効果判定によく用いられる方法で、判定する薬とそれ以外の薬を無作為に被検者に与え、効果を判定する医師に対しても対象となる薬を伏せて検査するという方法である。しかし、術者が呪文を唱えることを二重盲検にするのは難しいために、術者がパソコンで紙に書いたパリッタを被験者に接触させることで、パリッタを唱えることに代えることにした。

薬を手に握るだけで服薬したのと同じ効果が出るという実験は過去にもあり、中国伝統医学の古典にも葛洪《かっこう》の「肘後方《ちゅうごほう》」等に、握薬の記載が見られる。

ほかにも、日本では、元京城帝大薬理学教授の大沢勝博士の実験や、海外では米国のローズ・ブキャナン博士の実験等で、握薬は知られている。

最近では、

「漢方薬の名前を書いた紙片を握るだけで『文字の気』が伝わって病気が治るとも報告されている」（美馬、池田　一九九二年　一八四頁）

という報告もある。この報告に基づいて、紙に書いたパリッタを被験者に接触する方法で呪術治療の実験を行うことにした。

第二節　対象及び方法

○対象

筆者の鍼灸接骨院に来院する患者様二〇名に行った。平均年齢は四六歳、男女比は四対一六である。

○実験日時と場所

一九九九年二月二二日から六月二二日までの四ヶ月間で、名古屋市内の鍼灸接骨院にて行った。

○パリッタ

使用したパリッタは、病気治しに効果があるとされる「BOJJHAṄGA SUTTA」である。これは「覚支経《かくし》」と訳されており、お経の意味は「仏の徳を讃え、東西南北の神々を讃え、最後に仏法僧を讃えて念じれば、恐怖はなくなるであろう」という内容である。

○心理効果（プラシーボ）に対する対策

呪術による治療は一種のプラシーボ効果ではないかといわれている。つまり、呪術そのものによる効果ではなく、自己暗示によるものではないかというのである。このような心理効果を避けるため、以下のように実験をデザインした。

まず、パリッタをB5サイズの用紙にパソコンで書いたものを封筒に入れ、外からは何が入っているかがわからないようにする。次に何も入っていない同じ封筒を用意する。この二種類の封筒一〇個ずつの合計二〇個を、高さ九センチ、下面積二七・五×一七・五センチの空き箱に入れて、よくかき混ぜる。被験者の検査後、もう一度よくかき混ぜて無作為に一通を取り出す。それを被験者の背中の中央に七秒間接触させる方法をとった。

このようにすることで、験者にとっても被験者にとっても、何を接触させているかがわからないので（それが二重盲験になる）、暗示効果を相殺できるというわけである。

○判定表

治療効果の判定は、カイロプラクティック的な検査とオステオパシー的（頭蓋仙骨系）な検査の二種類行った。

カイロプラクティック的な検査は、脊柱のゆがみを診る方法で、脊柱静止性検査法

（関節の角度を判定し、姿勢の悪さを評価）と可動性検査法（関節の動きの悪さの評価）の両方を行った。静止性検査法は、九二頁の（1）の中の、3（肩甲骨の高低と開き）、4（胸腰椎の異常弯曲）、5（頸椎の傾きねじれ）、6（頭の傾きねじれ）であり、可動性検査法は1（腸骨変位）と2（腰椎五番の回旋変位）である。当院の患者は腰痛を訴える方が多いので、仙腸関節と腰椎五番を可動性検査で丁寧にみることにした。それ以外の検査は、誰にとっても目で見てわかりやすいために目安になりやすいので選択した。

オステオパシー検査法は「頭蓋仙骨治療」（ジョン・アプレジャー、ジョン・プレデヴォーク　一九八八年　三三〇頁）に記載されている表の標準検査形式から引用した。

頭蓋骨の動きを評価して、動きが悪ければ制限がありとして、五段階評価をした。一は制限なし、三は中程度で一時的、五はひどい制限とし、二と四はその間を取って、当てはめることにした。

脊柱可動性検査法も同様に動きが悪ければ制限ありとして、五段階評価をした。また、静止性検査法も同様に五段階で姿勢の悪さを評価した（九三頁参照）。したがって、判定表の総合計の数値が高いほど、身体全体の制限（ゆがみ）が多く、重いといえる。実験に使ったパリッタは九四—九五頁の通りである。

被験者　　　　　　　年齢　　性別（男・女）　職業

（1）脊柱静止性：可動性検査法

1．腸骨変位		右前上方	—
		後下方	—
		左前上方	—
		後下方	—
2．腰椎五番の回旋変位		右	—
		左	—
3．肩甲骨の高低、開き		右高	—
		狭	—
		左高	—
		狭	—
4．胸腰椎の異常弯曲		右突	—
		S状	—
		左突	—
		S状	—
5．頸椎の傾きねじれ		右回旋	—
		側屈	—
		左回旋	—
		側屈	—
6．頭の傾きねじれ		右回旋	—
		側屈	—
		左回旋	—
		側屈	—
		小計	—

（２）頭蓋仙骨の動き

後頭骨	右制限	—
	左制限	—
側頭骨	右制限	—
	左制限	—
頭蓋冠	伸展病変	—
	屈曲病変	—
	左側屈制限病変	—
	右側屈制限病変	—
	左捻転病変	—
	右捻転病変	—
	圧縮—減圧制限	—
	左側方歪み病変	—
	右側方歪み病変	—
	下方垂直歪み	—
	上方垂直歪み	—
仙骨	伸展病変	—
	屈曲病変	—
	右捻転病変	—
	左捻転病変	—
	小計	—
	合計	—

主訴
１．とても良くなった
２．良くなった
３．やや良くなった
４．変わらない
５．悪くなった

gelaññenābhipīḷito.
cundattherena taṃyeva,
dhaṇāpetvāna sādaraṃ.
144) Sammoditvāna ābādhā,
tamhā vuṭṭhāsi thānaso.
etena saccavajjena, sotthi te hotu sabbadā.
145) Pahīnā te ca ābādha,
tiṇṇannampi mahesinam.
maggahatā kilesāva,
pattā 'nuppattidhammatam.
etena saccavajjena,
sotthi te hotu sabbadā.

Bojjhaṅgasutta niṭṭhitaṃ.

BOJJHAṄGA SUTTA

135) Saṃsāre saṃsarantānaṃ,
sabbadukkhavināsane.
satta dhamme ca bojjhaṅge,
mārasenappamaddane.
136) Bujjhitvā ye cime sattā,
tibhavā muttakuttamā.
ajātimajarābyādhiṃ,
amataṃ nibbhayaṃ gathā.
137) Evamādigunūpetaṃ,
anekaguṇasaṅgaham.
osadhañca imaṃ mantaṃ,
bojjhaṅgañca bhaṇama he.
138) Bojjhaṅgo satisdṅkhāto,
dhammānam vicayo tathām.
vīriyaṃ pīti passaddhi,
bojjhaṅgā ca tathāpare.
139) Samādhupekkhā bojjhaṅgā,
sattete sabbadassinā.
muninā sammadakkhātā,
bhāvitā bahulīkatā.
140) Saṃvat tanti abhiññāya,
nibbānāya, ca bodhiyā.
etena saccavajjena,
sotthi te hotu sabbadā.
141) Ekasmiṃ samaye nātho,
moggallānañca kassapaṃ.
gilāne dukkhite disvā,
bojjhaṅge satta desayi.
142) Te ca taṃ abhinanditvā,
rogā mucciṃsu taṅkhane.
etena saccavajjena,
sotthi te hotu sabbadā.
143) Ekadā dhammarājāpi,

第三節　結果

（1）施術前後の制限（ゆがみ）の変化

パリッタ群の施術前後の制限の平均値は六五・一で施術後は五三・一に減少した。封筒のみの群の施術前後の制限の平均値は六四・七で施術後は五九・一に減少した。

この結果をt検定で検定してみると、パリッタ群の施術前後は危険率が一パーセント以下で有意な差があった。封筒のみの群の施術前後の危険率も一パーセント以下で有意な差があった。（表1、図1）

このことから、両群とも治療効果はあったと考えられる。

＊危険率とは、各群の平均値の差が偶然に起こる確率をいう。通常五パーセント以下で二つの群の平均値には有意な差があるとする。

表1

（1）パリッタ群

被験者	治療前の制限の数	治療後の制限の数	解放された制限の数
a	67	55	12
b	60	53	7
c	60	46	14
d	63	59	4
e	71	64	7
f	68	48	20
g	73	51	22
h	65	52	13
i	63	56	7
j	67	48	19
k	59	52	7
平均値	65.1	53.1	12
標準偏差	4.6	5.2	
t テスト	P＜0.0001		

（2）封筒のみの群

被験者	治療前の制限の数	治療後の制限の数	解放された制限の数
a	68	63	5
b	62	53	9
c	60	46	14
d	64	60	4
e	70	66	4
f	64	61	3
g	62	58	4
h	67	62	5
i	65	63	2
平均値	64.7	59.1	5.6
標準偏差	3.2	6.1	
t テスト	P＝0.00203		

図1

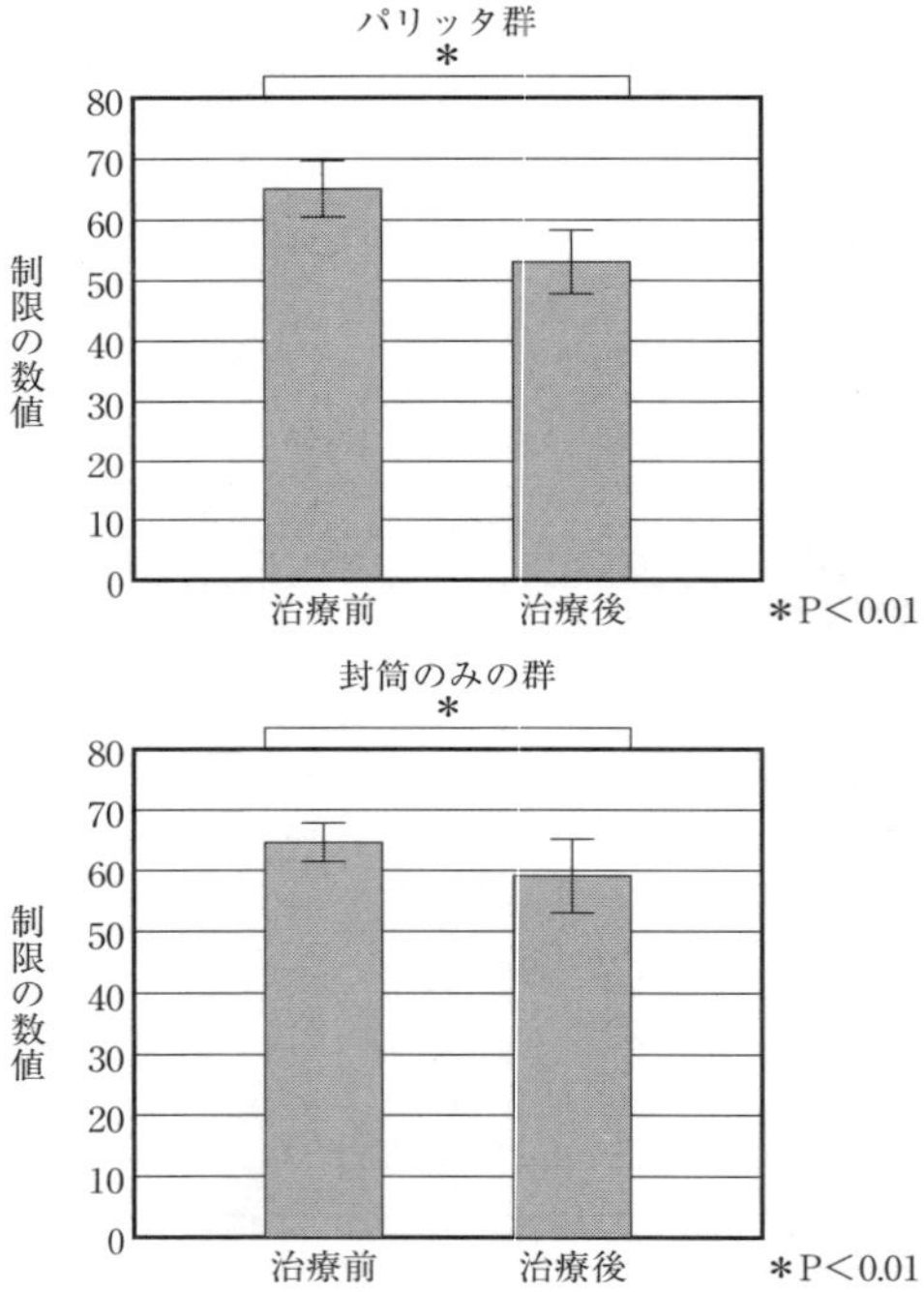
パリッタ群
*
80
70
60
50
40
30
20
10
0
制限の数値
治療前
治療後
*P＜0.01
封筒のみの群
*
80
70
60
50
40
30
20
10
0
制限の数値
治療前
治療後
*P＜0.01

パリッタの効果

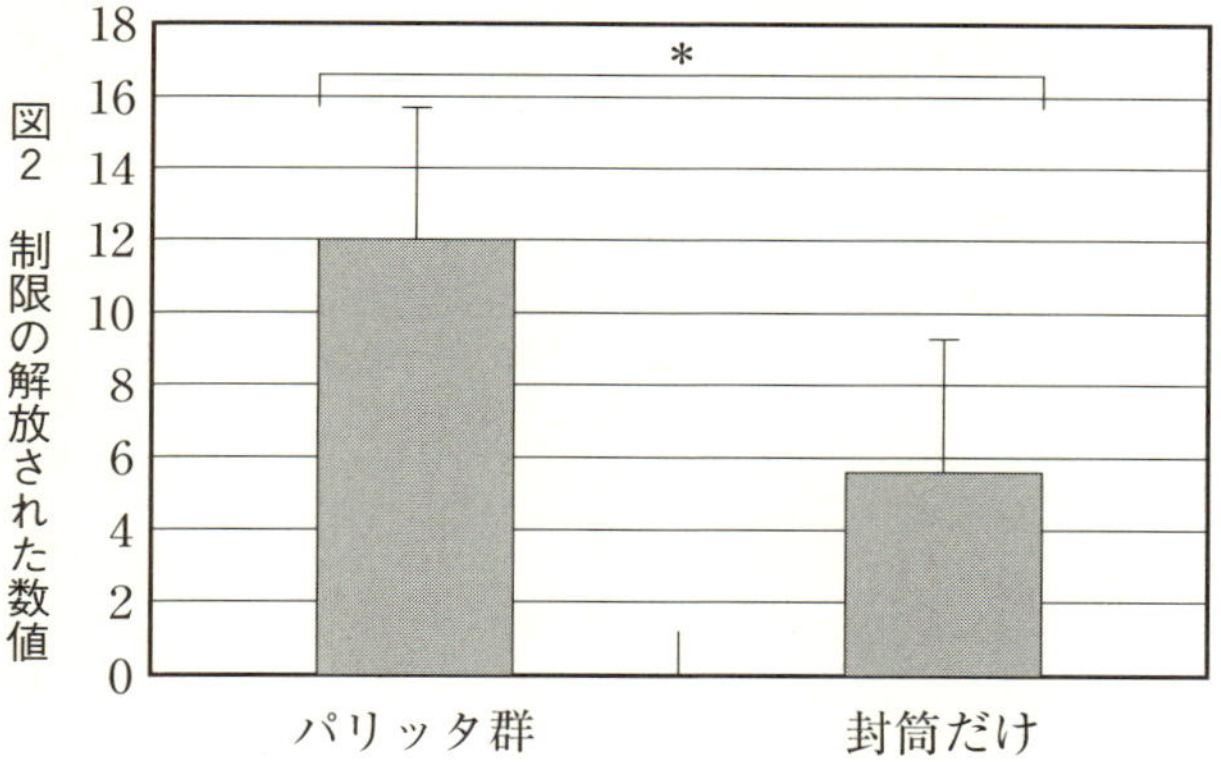

＊t検定とは、データの群が二つあり、各群の平均値に差があるか否かを客観的に判定する場合に使用する統計手法の一つをいう。

(2)　パリッタ群と封筒群の比較

パリッタ群の術前術後の制限の平均値の差は一二であった。対する封筒のみの群の術前術後の制限の平均値の差は五・六であった。このことから、封筒のみの群と比較してパリッタ群は約二倍の治療効果がみられたといえる。二つの群間をt検定で検定してみると五パーセント以下で有意な差があった。(図2)

このことからパリッタの呪文は治療を行う

作用があることが示唆された。

第四節　考察

封筒のみの群に効果が出たということは、（1）自然変動、（2）検査法による影響、（3）プラシーボ反応という三つの影響が考えられる。

パリッタ群に封筒のみの群より約二倍の効果が出たということは、（1）（2）（3）以外に呪術の影響があると考えられる。

（1）自然変動

自然変動とは、何もしなくても自然に変化していくことで、仏教でいう「無常」「無我」である。すべてのものは常に毎瞬、毎瞬変化していてとどまることがないように、身体も同様に変化していて、実体はない。生命ある身体には自然治癒力があり、常に身体は治癒の方向へ向かっているということがいえるのではないだろうか。

常に変化し続ける以上、悪い方向へ変化する場合もある。この場合悪い方向へ変化しなかったのは、検査による影響とプラシーボ反応が影響したと考えられる。

(2) 検査による影響

検査による影響とは、仏教的にみると観察による効果ということになり、ブッダが覚りに入ったのは観察することによったといわれるように、覚りは治癒でもあるので、観察することで治療効果が出たのだと思われる。

前述したように、オステオパシーやカイロプラクティック検査法は検査法がそのまま治療になる。頭蓋仙骨治療においては、手を頭に当てて動きを観察しているだけで、治療効果が出るといわれている。これは頭蓋仙骨系の生理的リズムに動きを合わせることで、その動きを誘導するような効果を生み、制限が解放されるのではないかと思われる。

また、脊柱可動性検査法では、動きを診るために関節を動かすので、動かしているうちに動きの制限が取れ、解放されてくるのである。

呼吸を観察する禅定は「数息観」で知られるが、呼吸を自ら観察するだけで、大変心身がリラックスする。これは、生命現象である生理的リズムに心を合わせることで、それを妨げる雑音である筋緊張などを、無意識のうちに解くからである。

生理的リズムを観察することは、そのまま生命力を妨げる様々な雑念を滅し、生命現象を活発にさせるのである。それは、心身の恒常性を安定させ、あらゆる内的ストレス、外的ストレスへの抵抗力を高め、自然治癒力を目覚めさせるのではないかと考えられる。

（３）プラシーボ反応による影響

ワイルによれば、

「プラシーボを厳密に定義すれば、真正の処方の必要を示す徴候がないときに、薬をほしがる患者を満足させるために与えられる、ほんものの薬に酷似した形状の不活性物質（砂糖錠など）ということになる」（ワイル　一九九三年　二七六頁）

ということである。封筒のみの群に効果が出たのは、プラシーボ反応によるものも含まれると考えられる。プラシーボ反応とは多くの場合、プラシーボを服用することで起こる反応で、薬でないものを服用したにもかかわらず反応として、治療効果が出ることをいう。

この実験の場合、被験者は背部に封筒を接触させられたため、何か施術を受けたのではないかと思い込み、その期待感が心理的な効果を生んだのではないかと考えられる。

（4）呪術の効果

パリッタ群は封筒のみの群と比較して有意に身体の制限を減少させた。このことから身体に七秒間パリッタ呪を接触させる施術は治療効果を生じるということが確認された。したがって、パリッタ呪そのものには、身体のゆがみを治し、ホメオスタシスを活性化させ、自然治癒を引き出す作用があることが示唆された。

パリッタ呪に触れることは無意識に「病苦は無常（常に変化する）であり、無我（実体がなく、様々な条件の集合体）であるから滅する（治る）ものである」というブッダの意識と共有・共感させる。このことが、意識の変容を起こさせ、ホメオスタシスを活性化し、癒しを生じさせるのではないかと考えられる。

○結語

以上のことから、仏教呪術による治療とは、ブッダの「病は無常であり、無我であるから、実体はなく滅する（治る）ものである」という信念が、施術によって被施術者に共感・共有されることにより、病気が治るという治療法であるといえる。

従って、仏教医学とは、正見に基づく正定によって意識の変容を起こすことで、病を滅する医術であるという、仮説の正しさの一端がここに証明されたといえよう。

参考文献

奈良康明『古代インド仏教における治病行為の意味――「世間」「出世間」両レヴェルの関係を中心に』一九七三年A　中村元博士還暦記念論集
奈良康明『パリッタ（Paritta）呪の構造と機能』一九七三年B　宗教研究
水野弘元『原始仏教』一九五六年　平楽寺書店
中村元『ブッダ最後の旅――大パリニッバーナ経』一九八〇年　岩波書店
中村元・三枝充悳『バウッダ』一九九六年　小学館
中村元訳『ブッダのことば　スッタニパータ』一九八四年　岩波文庫
塚本啓祥『仏教史入門』一九七六年　第三文明社
水谷幸正『仏教概論』一九七六年　仏教大学通信教育部
豊島泰国『図説　日本呪術全書』一九九八年　原書房

福永勝美『仏教医学事典』雄山閣出版

河合隼雄『ユング心理学と仏教』一九九五年　岩波書店

二本柳健司『仏教医学概要』法蔵社

K・G・ジスク『古代インドの苦行と癒し』時空出版社

中村元他『岩波仏教辞典』一九八九年　岩波書店

ローレンス・H・ジョーンズ『ストレインとカウンターストレイン』一九九二年　スカイイースト社

ジョン・E・アプレジャー、ジョン・D・プレデヴォーク『頭蓋仙骨治療』一九八八年　スカイイースト社

ジョン・E・アプレジャー『頭蓋仙骨治療Ⅱ――硬膜を越えて――』一九九七年　スカイイースト社

ジョン・E・アプレジャー『ソマト・エモーショナルリリース体性・感情・解放とその向こう』一九九五年　スカイイースト社

ジョン・ピエール・バラル、ピエール・メルシー『内臓マニピュレーション』一九九〇年　スカイイースト社
ジョン・ピエール・バラル『内臓マニピュレーションII』一九九六年　スカイイースト社
ジョン・ピエール・バラル『胸郭』一九九七年　スカイイースト社
Leon Chaitow他　辻井洋一郎監訳『マッスルエナジー・テクニック――DNAと関節モビライゼーションをあわせた従子療法』二〇〇〇年　医道の日本社
Suan L. Edmond『わかる・使える関節マニピュレーション』一九九八年　医道の日本社
私立大学通信教育協会『心理学』一九七九年　私立大学通信教育協会
私立大学通信教育協会（湯浅明他）『生物学』一九八一年　私立大学通信教育協会
マハーシ長老『ミャンマーの瞑想――ウィパッサナー観法』一九九五年　国際語学社
中川貴雄『脊柱モーション、パルペーション』一九八五年　科学新聞社

賀来史同『上部頸椎カイロプラクティック――哲学・科学・芸術――』一九九〇年　エンタプライズ社
アメリカオステオパシー協会（ロバード・ワード他）編『オステオパシー総覧　下』一九九九年　エンタプライズ社
幡井勉『生命の科学　アーユルヴェーダ』一九九〇年　柏樹社
矢野道雄訳『インド医学概論・チャラカサンヒター』一九八八年　朝日出版社
国際仏教協会『パリッタパーリ』一九七一年　国際仏教協会
川田洋一『仏教医学物語　上』一九八七年　第三文明社
高藤聡一郎『秘伝チベット密教奥義』一九九五年　学習研究社
高藤聡一郎『仙人になる法』一九七九年　大陸書房
林国本等『気功中国秘伝の健康法』一九八二年　ベースボールマガジン社
星野稔・津村喬『決定版図説気功法』一九八四年　ベースボールマガジン社
村岡潔他『看護学入門四巻　保健医療のしくみ』看護と法律　二〇〇〇年　メディカル

社
学習研究社『禅の本』一九九二年　学習研究社
アンドルー・ワイル『人はなぜ治るのか』一九九三年　日本教文社
アンドルー・ワイル『ナチュラル・マインド』一九七七年　草思社
アンドルー・ワイル『太陽と月の結婚』一九八六年　日本教文社
アンドルー・ワイル『癒す心　治る心』一九九八年　角川文庫
アンドルー・ワイル『ワイル博士のナチュラル・メディスン』一九九三年　春秋社
アンドルー・ワイル『心身自在』一九九八年　角川文庫
朱明清『朱氏頭皮針』一九八九年　東洋学術出版社
王新華『基礎中医学』一九九〇年　谷口書店
小曽戸丈夫・浜田善利『意釈黄帝内経素問』一九七一年　築地書館
小曽戸丈夫・浜田善利『意釈黄帝内経霊枢』一九七二年　築地書館
池田政一『素問ハンドブック』一九八〇年　医道の日本社

池田政一『霊枢ハンドブック』一九八一年　医道の日本社
志賀一雅『潜在脳の発見』一九八三年　祥伝社
医療人類学研究会（美馬達哉、池田光穂、村岡潔他）編『文化現象としての医療』一九九二年　メディカ書店
勝田正泰他『「気」の大事典』一九九四年　新人物往来社
ウ・ウェープッラ『南方仏教基本聖典』一九七八年　仏教林中山書房
中村元他『あなただけの観音経』一九九四年　小学館
大村恵昭『図説バイ・デジタルO―リングテストの実習』一九九一年　医道の日本社
福島弘道『わかりやすい経絡治療――脈診によるはり実技の入門書』一九七九年　東洋はり医学会
Sharon Begly「Ｎｅｗｓｗｅｅｋ日本語版」一九九四年
大島淳『マーフィー一〇〇の成功法則』一九七一年　産能大学出版社
竹井仁他『系統別・治療手技の展開――感覚器系（外皮）／結合組織／筋系／神経系／

関節系』一九九九年　協同医書出版社

◎統計計算に使用したソフト

(有)オーエム　エス社　4stepsエクセル統計（一九九八年）

著者紹介

加藤　豊広（かとう　とよひろ）

1963年12月21日生まれ。

佛教大学文学部仏教学科卒業。

現在、中京女子大学大学院健康科学研究科健康科学専攻在学中。

平成16年度鹿児島大学大学院医歯学総合研究科博士課程入学者選抜試験に合格、平成16年４月に進学予定。

＊著者のホームページ　http://homepage3.nifty.com/green_house/

真の癒しを求めて
仏教医学のモデル確立と実践化へ

2004年１月15日　初版第１刷発行

著　者　加藤 豊広
発行者　瓜谷 綱延
発行所　株式会社文芸社
〒160-0022　東京都新宿区新宿1－10－1
電話　03-5369-3060（編集）
03-5369-2299（販売）

印刷所　株式会社エーヴィスシステムズ

ISBN4-8355-6767-6 C0047